AF319869

MANUEL

D'HYGIÈNE

ET

DE PREMIERS SECOURS

PUBLICATIONS

DE LA RÉUNION DES OFFICIERS.

L'Armée anglaise en 1871, au point de vue de l'offensive et de la défensive. Brochure in-12.

Organisation de l'armée suédoise. Brochure in-12.

Mode d'attaque de l'infanterie prussienne dans la campagne de 1870-71, par le duc Guillaume de Wurtemberg. Traduit de l'allemand par M. Conchard-Vermeil. Brochure in-12.

De la Dynamite et de ses applications pendant le siége de Paris. Brochure in-12.

Quelques idées sur le recrutement. Brochure in-12.

Instruction concernant le service de garnison de l'armée prussienne. Traduit de l'allemand par MM. Samian et Laplanche. Brochure in-12.

Paris. — Imprimerie de J. DUMAINE, rue Christine, 2.

PUBLICATIONS DE LA RÉUNION DES OFFICIERS

MANUEL D'HYGIÈNE

ET

DE PREMIERS SECOURS

A L'USAGE

DES SOUS-OFFICIERS ET DES SOLDATS

TRADUIT DE L'ALLEMAND

Par le Docteur BÜRGKLY

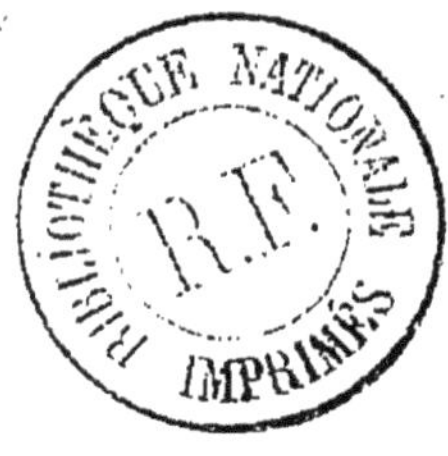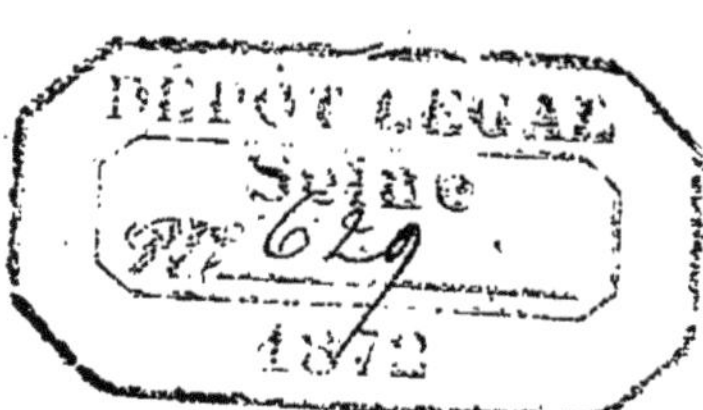

PARIS

LIBRAIRIE MILITAIRE DE J. DUMAINE

LIBRAIRE-ÉDITEUR

Rue et Passage Dauphine, 30

1872

NOTE DU TRADUCTEUR

Quoique cet opuscule ait été fait à l'intention de l'armée allemande, les préceptes n'en sont pas moins applicables, presqu'en totalité, dans les autres armées européennes.

Simple, concis, débarrassé de termes techniques, il met le soldat isolé comme les petits détachements qui marchent sans médecin, à même de soulager certaines indispositions, de parer à certains accidents. Tout militaire devrait être porteur de ce petit manuel, comme de son livret. Nous avons supprimé ce qui a rapport spécialement à l'armée allemande, pour y substituer ce qui se pratique en France.

A. B.

Paris, **20 novembre 1871.**

MANUEL
D'HYGIÈNE ET DE PREMIERS SECOURS

HYGIÈNE

Il y a, dans la vie militaire, une foule de circonstances où les petits détachements n'ont pas de médecin à leur portée pour l'administration des premiers secours que réclament certains accidents. Les mesures propres à entretenir la santé, à la préserver de certaines influences ne sont exercées que sur une grande échelle, et l'homme isolé ignore le plus souvent les règles les plus simples de cette science qu'on appelle *hygiène*. Ce petit livre a pour but de mettre le premier soldat venu en mesure de venir en aide à un camarade malade ou blessé, jusqu'à ce que le médecin se présente, et de se soigner lui-même, en tirant parti des ressources les plus simples que l'on a partout sous la main, comme : l'*eau*, le *vinaigre*, la *neige*, la *glace*, l'*argile*, l'*huile d'olives* ou *de lin*, l'*eau-de-vie*, etc., etc. En temps de paix, comme en temps de guerre ; en station et en marche, il se présente des cas où l'administration intelligente d'un prompt secours peut sauver la vie d'un homme. Ces mesures hygiéniques sont de tous les instants et portent sur les détails suivants :

1° La *propreté*. C'est un des points capitaux. Chaque jour, au lever, si la chose est possible, il faut se laver la face, le cou, le haut de la poitrine, à l'eau froide, se peigner et se brosser les cheveux. Cette dernière précaution n'est pas sans importance quand on occupe un bivouac abandonné récemment par d'autres troupes. A la suite de marches ou d'exercices, quand ou aura pris quelques instants de repos, on se trouvera bien de se laver les pieds à l'eau tiède, après en avoir essuyé à sec la poussière. Il ne faut pas trop se hâter de se mouiller les yeux, quand on s'est échauffé. Enfin, si les circonstances permettent de prendre un bain de rivière, on ne le fera que trois heures après le repas, en se rendant à pas lents à la rivière. Après quelques instants de repos, quand on se sera lentement déshabillé, on se baignera, mais pendant un quart d'heure seulement, vingt minutes au plus, et en se donnant toujours du mouvement. Enfin, au sortir du bain, on s'essuyera aussi exactement que possible, et, une fois habillé, on se donnera un exercice modéré. Les *ongles* des mains et des pieds devront être coupés environ tous les huit jours. Il ne faudra jamais porter trop longtemps les mêmes chaussettes ou les mêmes linges de pieds (chaussettes polonaises). Si les circonstances le permettent, le linge de literie devra être changé tous les mois; les vêtements seront savonnés de temps en temps, surtout quand les doublures seront encrassées, pendant l'été. La propreté des habitations est aussi urgente que dans les cas ci-dessus.

2° *Vêtements.* La tenue est déterminée par des règlements généraux. Toutefois, il sera bon de savoir qu'en automne, en hiver, dans les pays montagneux, en marche, il sera prudent de se vêtir de drap, quelque temps qu'il fasse, à cause des brusques changements qui peuvent survenir. Ces conseils s'adressent aux hommes isolés et aux petits détachements qui ont presque toujours un peu de laisser-aller dans leur tenue. — Dans la saison chaude, dans le midi de la France, en Algérie, etc. le pantalon de toile sera souvent d'un emploi aussi utile qu'agréable. — Changer de vêtements quand on a été mouillé est une mesure précieuse. Il sera bon aussi de graisser les chaussures pour les soustraire à l'influence de l'humidité.

3° *Discipline.* L'ordre, la précision dans la marche ont aussi leur influence sur la santé. Le chef d'une troupe doit veiller au maintien rigoureux des distances entre les détachements ou les individus; la marche ne doit pas être trop rapide sur les terrains poussiéreux ; les haltes ne doivent pas se prolonger sous les ombrages trop frais, après une marche échauffante, ou quand les hommes ont eu le temps de boire. Enfin, on ne permettra à personne de s'écarter, ce qui, loin des yeux de leurs chefs, leur permettrait de commettre des imprudences de toute nature.

Lorsqu'après une journée de marche, ou à la suite d'exercices, on rentre à la caserne, certaines précautions sont à prendre : fermer les fenêtres pour éviter les courants d'air, ne se débarrasser que lentement et méthodiquement de ses habits, après avoir déposé en lieu convenable les armes et l'équipement. Il est bien entendu que si les vêtements ont été mouillés, on s'en dépouillera au plus tôt pour en revêtir d'autres. Viennent ensuite les soins de propreté de la face, des mains, des pieds à l'eau froide ou à l'eau tiède, selon le besoin, quelquefois avec un mélange d'eau-de-vie et d'eau. Les écorchures des pieds se soulagent par des frictions avec du suif fondu.

4° *Temps, lieu, distribution* et *durée du service.* — Ne pas sortir sans nécessité de trop bon matin, à jeun, surtout quand il y a des fatigues à supporter ou qu'il règne des maladies contagieuses. — Ne pas faire, sans nécessité, des marches par la grande chaleur, sinon aller bon pas, et dégager le col et la poitrine. On suivra les routes les mieux entretenues et les plus courtes.

5° *Régime alimentaire.* — Le soldat doit se garder, avant tout, d'un écart de régime, d'un acte de débauche. En marché et en campagne, il ne surchargera pás son estomac et évitera toujours les aliments salés ou fortement épicés qui provoquent la soif, les aliments acides, pendant les épidémies de diarrhées et les maladies qui s'y rattachent. Pendant ces épidémies, il est recommandé de ne rien changer à ses habitudes et de se couvrir chaudement.

En campagne ou en marche, quand on ignore si l'on rencontrera des lieux de ravitaillement, le soldat fera bien de se prémunir de quelques denrées : pain, sel, café, vinaigre, eau-de-vie, qui peuvent servir tout aussi bien à l'alimentation qu'à une médication provisoire (*café, vinaigre, eau-de-vie* étendus d'eau, en *boisson* ou en *fomentations*).

La ration réglementaire de vivres a été réglée, pour l'armée française, pour le pied de paix et pour le pied de guerre. Elle comporte : en paix : *pain de froment,* pour repas, 750 gramm.; id. pour soupe, 250 grammes; *viande,* 250 grammes ; *légumes,* suivant les ressources ; *sel,* id.; — *Argent de poche* du fantassin, 5 centimes. En campagne, la quantité réglementaire de pain et de viande est la même; les légumes sont représentés par du *riz* ou des *légumes secs,* 30 grammes ; *sel,* 16 grammes ; *café,* 20 grammes ; *sucre,* 25 grammes; *argent de poche,* 25 c. Toutefois, pendant la guerre de 1870-1871, ces allocations ont été de : *biscuit de repas* et de *soupe,* représentant 1000 gr. de pain, 735 grammes ; *viande fraîche,* 300 grammes; *riz,* 60 grammes ; *sel,* 16 grammes; *sucre,* 21 grammes; *café,* 10 gr. En paix, le soldat ne perçoit que le pain en nature et se nourrit moyennant 40 centimes à l'ordinaire.

En campagne, il perçoit tout en nature. Aux denrées mentionnées ci-dessus, on ajoute dans maintes circonstances de paix ou de guerre, tantôt le *vin,* tantôt l'*eau-de-vie,* quelquefois l'un et l'autre. Le *lard salé,* la *viande salée* ou *fumée* remplacent parfois la viande fraîche, en tout ou en partie. Les vivres doivent être de bonne qualité, bien préparées. En premier lieu, le *pain* doit être bien cuit, d'une odeur et d'une saveur agréables ; il ne doit être ni pâteux, ni humide, ni contenir des boules de farine mal délayée. La croûte ne doit être ni trop épaisse, ni brûlée. Le *biscuit* renferme des principes nutritifs doubles de ceux du pain et se prête au transport et à la conservation, à cause de la légèreté de son poids.—La *viande* doit être fraîche, d'odeur franche, venir d'une bête saine et pas trop maigre, réglementairement, du bœuf ou de la vache, jamais du taureau.— *Viande fumée ou salée.* Avant de s'en servir, il faut la tremper une ou deux heures dans l'eau, pour la débarrasser de son sel.

Si l'on doit marcher, en été, avec cette viande dans les ustensiles de cuisine, il faut préalablement la rôtir ou la bouillir quelque peu. A-t-elle de l'odeur, la laver à l'eau vinaigrée avant de la cuire, ou bien après l'avoir bouillie et écumée, jeter dans la marmite un morceau de charbon ardent et non fumant que l'on retire au bout de deux ou trois minutes. Le *riz :* les grains doivent être gros, blancs, non farineux ou poussiéreux : ni moisis, ni trop vieux. Le *riz* ne doit sentir ni le rance, ni le sel. — Les *légumes secs :* ils ne doivent être ni humides, ni piqués des vers, ni de cosses épaisses ; débarrassés de toute graine étrangère. Les *pommes de terre* seront fraîches ; ni molles, ni bourgeonnées. L'*eau* doit être fraîche et claire. La meilleure est celle des *fontaines* et des *sources.* En pays ennemi, c'est cette dernière, qu'il faut rechercher pour éviter les impuretés. L'eau du milieu des *rivières* est plus pure que celle des bords ; celle des *étangs* vaut moins ; celle des *fossés* et des *mares* l'*eau* de *neige* et de *pluie* sont nuisibles à la santé. L'*eau stagnante* ou échauffée se rafraîchit en y jetant du pain qu'on laisse tremper quelque temps. L'eau trouble s'éclaircit quand on la laisse reposer et qu'on la fait passer à travers une toile fine garnie d'une couche de gros sable et de poudre grossière de charbon, d'une épaisseur de quelques doigts. Les impuretés s'arrêtent dans ce mélange. L'eau fade ou de mauvaise qualité peut aussi devenir potable par l'addition d'une petite quantité d'eau-de-vie. L'*eau-de-vie* doit être de saveur franche, absolument claire et ne pas peser au delà de 21°.

I. Secours aux malades et aux blessés.

En paix comme en guerre, le médecin et ses aides peuvent, au moment d'un accident, ne pas être immédiatement sous la main, et alors, dans un cas grave, on manque des notions nécessaires pour administrer les premiers secours ; pour les cas légers, ni les camarades, ni le malade lui-même ne savent aviser. Cette ignorance peut être une source de dangers. Quelques lignes remédieront à cette ignorance.

Commençons par donner un coup d'œil général sur les différentes parties du corps humain, puis nous passerons en revue les affections graves ou légères qui peuvent se présenter et demander des secours plus ou moins prompts, en attendant l'arrivée du médecin. Nous indiquerons la nature de ces secours et ferons connaître les pansements simples que l'on peut employer.

Le *corps* est composé d'une charpente formée par les *os* qui eux-mêmes sont garnis de *chairs* appelées *muscles*. La *peau* recouvre le tout et forme la surface du corps. Les *veines* et les *artères* renferment le sang nourricier et le distribuent dans la *tête*, le *tronc* et les *membres*. Dans la tête, on distingue le *crâne*, qui renferme le *cerveau*, et la *face*. Au *tronc* se rattachent le *cou*, la *poitrine*, le *ventre* et le *bassin*. Le cou présente, en avant, le *gosier*, et, en arrière, la *nuque*, qui forme la partie supérieure de la *colonne vertébrale*. La poitrine est formée des deux côtés par les *côtes*, courbées en arc de cercle, et qui s'attachent, sur le devant, au *sternum*, en arrière, à la colonne vertébrale. Des deux côtés de celle-ci et à la face postérieure de la poitrine, sur le dos, se trouvent les *omoplates*. Dans les cavités de la poitrine sont les *poumons* nécessaires à la respiration, et le *cœur* qui bat pendant la vie, et se trouve du côté gauche. Le *ventre* est situé au-dessous de la poitrine. A sa partie supérieure, et sous le sternum, se trouve l'*épigastre*, qui renferme l'*estomac* et les *intestins*, à droite, le *foie*, et à gauche, la *rate*; derrière eux, les *reins*. Les *lombes* sont en arrière et des deux côtés de la colonne vertébrale. Le *bassin* est formé d'os très-solides qui forment une cavité réunie à celle de l'*abdomen*, et renferment la *vessie* et le gros *intestin*. C'est le point d'appui du tronc sur les *cuisses*. En avant, se trouvent les *parties génitales*, aux deux côtés, les *hanches*; en arrière, l'os *sacrum*, et, des deux côtés, les *fesses*; au milieu, l'*anus*.

Les *membres* se divisent en *membres supérieurs, les bras,* et *membres inférieurs, les jambes.* Les deux bras sont suspendus aux épaules et forment, avec le tronc, une articulation très-mobile. Le bras consiste en trois parties : *le bras, l'avant-bras* et *la main.* Le bras n'a qu'un os; l'avant-bras en a deux juxtàposés. *L'avant-bras* s'unit au bras par l'articulation du *coude.* La *main* est composée de plusieurs os et réunie à l'avant-bras par l'articulation du *poignet.*

Les deux jambes, notablement plus fortes que les bras, se rattachent, par l'articulation de la hanche, avec le bassin qui repose sur elles, et se divisent aussi en trois parties : la *cuisse, la jambe* et *le pied.* La cuisse a un os; la jambe, deux, qui sont liés entre eux comme ceux de l'avant-bras. Entre la cuisse et la jambe est l'articulation du *genou,* sur le devant de laquelle est la *rotule*; en arrière, le *creux du jarret.* Le *pied* est, comme la main, composé de plusieurs os et se rattache à l'extrémité inférieure de la jambe, au moyen de *l'articulation du pied.*

Le *corps* est nourri par le *sang* qui se répand dans toutes ses parties, au moyen des vaisseaux sanguins, *les artères.* C'est *le cœur* qui imprime le mouvement nécessaire au sang qui revient sans cesse par les *veines.* Ce sont les artères qui produisent les *pulsations* que la vue ou le toucher peuvent apprécier sur différents points, entre autres le poignet où se trouve le *pouls* consulté par les médecins. Le sang des artères est *rouge vermeil*; celui des veines, exempt de pulsations, est d'*un noir foncé. Les veines* apparaissent sous la peau en lignes bleuâtres.

II. Traitement des indispositions légères.

1° En cas de *malaise,* de *toux,* de *rhume de cerveau,* à la suite d'un *refroidissement,* se tenir chaudement, se mettre au lit, si c'est possible, boire une infusion de camomille ou de bourrache, pour provoquer la sueur. Pas de boisson échauffante. Pendant la saison froide et rigoureuse, dans les épidémies où se présentent des symptômes de *diarrhée* et de *vomissements*, on se trouve bien d'une ceinture de flanelle; 2° Pour la *fièvre*, il faut sur-le-champ se mettre au lit, afin de laisser passer le frisson et la chaleur, et requérir le médecin.

III. Traitement de maladies plus graves et de celles qui demandent l'administration de prompts secours en attendant le médecin.

1. Saignement de nez.

Fréquent chez les jeunes soldats; s'il dure longtemps, on débarrasse l'homme de son équipement, on desserre le vêtement et particulièrement le collet et la cravate; on prescrit le repos et l'isolement; on fait respirer de l'eau fraîche; on en bassine les tempes et le front. Après quelque repos, boissons froides, si le saignement persiste. Fomentations d'eau vinaigrée sur le front et la nuque.

2. Toux sanguinolente, crachement de sang.

Signes ou symptômes. Quelquefois, à la suite d'une toux plus ou moins forte, du sang d'un rouge clair, fluide et écumeux, s'échappe en jets plus ou moins abondants, plus ou moins persistants, et semble sortir profondément de la poitrine. Ce phénomène est précédé d'une sensation de plénitude, d'oppression, de tension, de chaleur et d'agitation jusqu'au fond de la poitrine. La respiration est gênée, le cœur bat, on éprouve à la gorge un sentiment de brûlure et de démangeaison.

Traitement. 1° On desserre toutes les pièces du vêtement qui sont étroites et peuvent entraver le cours du sang ; 2° on fait coucher le malade; 3° on lui lave la poitrine que l'on couvre de

fomentations d'eau froide; 4° on fait boire de *l'eau vinaigrée* froide.

3. Syncope, Asphyxie, Apoplexie (coup de sang).

A. *Syncope*. Signes : Vertiges, étourdissements. Les objets
environnants paraissent obscurcis et comme couverts d'une
vapeur noire; l'ouïe devient difficile, la respiration est à peine
sensible. A un degré plus avancé de la syncope, la face pâlit;
le nez devient pointu, un refroidissement général envahit la
surface du corps qui se couvre d'une sueur froide. L'homme
perd connaissance; il tombe, et sa respiration est à peine per-
ceptible. Si la syncope est encore plus grave, il y a apparence
de mort et alors le pouls, la respiration, la connaissance sem-
blent absolument éteints.

B. *Asphyxie*. Grande inertie ou paralysie complète des poumons, pouvant être rapidement suivie de mort. La respiration est notablement entravée et la poitrine est le siége
d'un râle bruyant. — Anxiété, étourdissement, visage bleu,
regard éteint, saillie des veines, abattement général, vomissements.

C. *Apoplexie (coup de sang)*, fréquent chez les jeunes soldats. — Symptômes : Le sang porté à la tête produit une telle
douleur, que tout le système nerveux semble paralysé. Perte
subite de la connaissance et des mouvements volontaires. Le
malade tombe en poussant des ronflements profonds et lents;
la face est gonflée, rouge ou d'une couleur de mauvais au-
gure; les yeux sont fixes et ouverts, la bouche écume; les
membres sont paralysés, sans roideur et tombent inertes.
Émission involontaire des urines et des selles. Le pouls est
lent, mou, petit, faible et même complétement déprimé. Parfois il y a simultanément grand afflux du sang à la poitrine et
à la tête, de sorte qu'apparaissent à la fois les signes de l'apoplexie et de l'asphyxie, accompagnés de crampes. Pendant ce
temps, le malade se débat de droite et de gauche, sans con-

science de lui-même. On doit craindre, à chaque instant, la persistance de la paralysie, ce qui augmente le danger pour la vie.

Traitement. 1° On enlève les bagages du malade; on desserre toutes les parties de son vêtement, surtout le collet, la cravate, les bretelles, la ceinture du pantalon ; 2° repos et isolement dans un endroit frais; 3° laver le front et les tempes ; arroser la figure avec de l'eau froide qui, en été, devra être additionnée de sel et de vinaigre; 4° faire respirer du vinaigre, de l'ammoniaque; donner à boire de l'eau aiguisée d'eau-de-vie ; 5° frictionner et brosser la plante des pieds, la poitrine, le corps entier. Le danger diminue, lorsque : 1° la chaleur revient à la région du cœur ; 2° lorsque les battements du cœur et ceux des artères des tempes et du cou deviennent de plus en plus apparents et impriment des mouvements plus actifs aux muscles de la face, des lèvres, des yeux; que de légères crampes et des secousses surviennent; que les lèvres et les joues rougissent; que la respiration se rétablit par une sorte de gémissement ; qu'il se présente une selle ou un vomissement.

L'asphyxie est-elle causée par l'ingestion de substances irritantes, il faut faire avaler des remèdes mucilagineux, huileux, comme l'huile d'olives, la vapeur de lait; frapper légèrement le dos, provoquer une toux légère, l'expectoration, l'éternuement. Si le malade a avalé des objets pointus, il faut alors éviter la toux, prescrire le repos, autant que possible; avoir recours à des boissons mucilagineuses ou de l'huile fine d'olives; entourer le cou de fomentations tièdes ; appeler le médecin au plus tôt.

Lorsqu'un *corps étranger* est retenu dans la gorge, par son épaisseur et son volume, les moyens à employer sont les suivants : 1° frapper le malade dans le dos; provoquer le rire ou l'éternuement ; 2° introduire dans le gosier du patient le doigt ou la barbe d'une plume trempée dans l'huile, pour provoquer un prompt vomissement. Est-ce un os, une arête qui s'est fixée dans le gosier, on fait avaler : 1° un morceau de mie de pain, des aliments gras qui, peut-être, chasseront devant eux, de haut en bas, les autres corps gras ; 2° faire boire une grande quantité de liquides huileux et mucilagineux ; 3° faire mâcher un morceau de pain au beurre, y ajouter ensuite un peu de tabac à priser et le poser sur la langue, pour y produire une certaine irritation. La langue est mise en mouvement, la gorge s'élargit, et souvent le corps étranger est rejeté avec promptitude et facilité.

4. Etourdissement, stupeur, suite de chute ou d'accident.

Que ce soit à la suite d'une commotion du cerveau ou de quelque autre lésion : 1° on détache tous les vêtements ; on couche le malade, avec la tête et la poitrine un peu élevées, dans un endroit convenable ; 2° on s'assure si, en dehors de la *commotion cérébrale*, il n'y a ni *blessure*, ni *fracture*, ni *luxation*. Se conduire, le cas échéant, comme il est indiqué plus bas. 3° Faire des fomentations avec un linge trempé dans l'eau froide ou le vinaigre ; 4° arroser le visage avec ce mélange.

5. Mal caduc (épilepsie).

Secours à donner. Empêcher le malade de se blesser ; ouvrir toutes les parties de ses vêtements qui sont serrées ; 2° le coucher convenablement avec la poitrine et la tête un peu relevées ; 3° on asperge la face avec de l'eau froide. On ne s'occupera pas d'écarter les pouces contractés, ce qui est, à la fois, douloureux et inutile.

6. Ivresse.

A un degré élevé, elle peut être dangereuse ; sinon les secours à donner sont les mêmes que pour l'épilepsie. On laisse le malade en repos. Le sommeil est le remède le plus efficace.

7. Vomissement.

Causes. Les efforts violents, le refroidissement, la colère, le chagrin peuvent en être cause. Quelquefois il résulte de ce que l'estomac est trop chargé de nourriture ou de boissons. Il faut le surveiller dans les temps d'épidémie comme le choléra, la dyssenterie, le typhus.

Pour remédier au vomissement violent et subit : 1° détacher toutes les pièces de l'habillement ; 2° coucher le malade à l'abri des conséquences des grandes secousses et des efforts ; 3° lui faire boire une infusion de camomille ou simplement de l'eau tiède ; 4° si le vomissement persiste, on frictionne et chauffe les pieds, qu'il faut réchauffer de nouveau à chaque vomissement; fomentations chaudes et sèches, briques chaudes sur l'estomac ; 5° faire boire beaucoup de café noir et, si la chose est possible, donner de la poudre de magnésie.

8. Diarrhée.

Causes et précautions, comme pour le vomissement.

Traitement. 1° même couchage; 2° briques chaudes sur l'estomac et sous la plante des pieds; 3° combattre les douleurs d'estomac par l'infusion de camomille et le café noir.

9. Empoisonnements.

Toute substance pouvant nuire ou donner la mort est un poison. Il faut le chasser du corps par le vomissement que l'on provoque soit au moyen de l'eau tiède, salée, soit en chatouillant la gorge avec le doigt ou avec une barbe de plume. S'il s'est écoulé une heure et demie ou deux heures depuis l'ingestion des poisons irritants, il n'y a plus à prendre de vomitifs. Les poisons énergiques comme l'arsenic, la mort aux rats, produisent des douleurs violentes, des brûlures, des déchirements à la bouche, à la gorge, à l'estomac, avec force nausées et vomissements.

Médication. Du lait, de l'huile d'amandes douces, de l'eau de savon, de l'eau sucrée, du blanc d'œuf battu avec de l'eau. Quand c'est de l'acide sulfurique concentrée (huile de vitriol), où non-seulement la bouche est brûlée, mais où les nausées et les vomissements sont accompagnés d'effroyables douleurs, on peut, à défaut de contre-poisons, employer ou l'eau de savon froide, ou de l'eau dans laquelle on a râclé de la craie.

Pour combattre les poisons narcotiques comme l'opium, la ciguë, la belladone, où la figure est fortement altérée et quelquefois d'un rouge intense, un vomitif est indiqué, comme ci-dessus. On doit aussi faire prendre des boissons acides, comme l'eau vinaigrée ou mêlée de jus de citron.

10. Inflammations.

Causes. Les agents mécaniques, coups, chutes, contusions, blessures, compressions, frottements, le chaud comme le froid, les caustiques, les poisons, la colère, la peur, et surtout les passions de toute sorte.

Signes. Sur la peau, se manifeste une rougeur contre nature, accompagnée, tantôt d'une douleur isolée, tantôt de douleurs multiples. La partie malade est le siége de gonflement et de chaleur ; il y a plus ou moins de dureté, les fonctions sont abolies. Ces symptômes sont plus ou moins prononcés, suivant l'état de la partie malade. Si l'inflammation est intense, le malade éprouve un malaise général, accompagné de soif ; les urines sont très-rouges.

Les terminaisons de l'inflammation sont : 1° La résolution ; 2° La suppuration, c'est-à-dire, qu'il se forme une poche de pus, un abcès qui peut être dangereux quand l'organe affecté est un organe important. Si l'abcès est dans l'œil, la cécité peut en résulter ; s'il est dans l'oreille, la surdité. Aux parties externes, le danger est beaucoup moindre.

3. L'*inflammation* des *articulations* peut, par son développement, se terminer par l'ankylose ; l'inflammation du *testicule*, par l'amas de liquide dans ses enveloppes, peut se terminer par une *hydropisie* (*hydrocèle*).

L'inflammation des glandes de la région du cou et de celles des aines peut se terminer par des indurations, des augmentations de volume (*hypertrophie*), des *dégénérescences*.

4. La *gangrène* est l'issue la plus dangereuse. Si la mortification locale des parties qui en sont frappées fait des progrès autour d'elle, la mort en résulte. Les points envahis sont d'un bleu foncé, noir ; il en coule un liquide corrompu, âcre, de couleur bleuâtre...; c'est la putréfaction.

Traitement. En général, régime rafraîchissant, boissons acides, aliments maigres, repos de la partie enflammée et de tout le corps.

Il faut éviter toute cause d'irritation directe ou indirecte qui porterait sur le mal ; par exemple, la lumière trop vive, pour l'inflammation des yeux. Il faut tenir la partie malade à l'abri de la compression, du frottement, du mouvement, des efforts.

11. Coup de soleil (insolation).

Causes. Cet accident est fréquent chez les soldats, pendant la marche, à l'époque des fortes chaleurs.

Signes. La face est pâle ou d'un rouge foncé, la tête chaude, la peau sèche et brûlante ; le malade éprouve un sentiment de chaleur au cerveau, les yeux sont rouges et tournés en haut ; la respiration est rapide au début ; plus tard, elle est profonde et ronflante ; le pouls est précipité et petit. La face et les membres sont le siége de mouvements convulsifs.

Traitement. Il faut, avant tout, ouvrir le collet des vêtements ; 2° donner au malade la position demi-assise, autant que possible à l'ombre et au frais ; 3° emploi général de l'eau fraîche au dehors, en fomentations surtout sur la tête, en dedans, comme boisson, jusqu'à l'arrivée du médecin, que l'on doit promptement appeler. Il faut recourir aux fumigations aromatiques et spiritueuses.

12. Congélation des membres. — Engelures.

Diagnostic (signes). Les parties gelées deviennent d'abord rouges, peu à peu froides, roides, insensibles, d'un blanc blafard, finalement de couleur de craie. Alors, les liquides contenus dans ces parties perdent leur chaleur. Les points malades s'engourdissent, la vitalité est déprimée ; elle s'éteint complétement.

Traitement. Pour ramener la vie dans les parties atteintes, et combattre les apparences de mortification et de décomposition, il faut : 1° éviter d'introduire le malade dans une chambre chaude ou près d'un poële allumé ; mais, le garder dans un local froid et non exposé au vent, on couvrira la partie malade et le voisinage de neige amassée, jusqu'à l'apparition d'une sensation de brûlure. On se gardera bien, ensuite, d'exercer des frictions trop rudes avec la neige, car la peau s'excorierait et de dangereux abcès pourraient en résulter ;

2° Quand la sensibilité et la souplesse sont revenues et que l'impression de brûlure est intense, on diminue le froid et l'on substitue à la neige, d'abord de l'eau mélangée de neige, puis de l'eau et l'on y maintient la partie gelée, quand la chose est possible. Si l'on a à faire au nez, au menton, aux oreilles, aux joues, il faut les couvrir de fomentations froides, jusqu'au retour d'une douce sensation de chaleur ; 3° vient alors le tour de l'eau tiède, et l'on essuie enfin les parties avec des linges secs ; d'autres linges servent à les envelopper. On peut alors enduire la région qui était gelée avec un corps doux : de l'huile fraîche, par exemple. Il faut éviter les frictions rudes avec le pétrole, l'alcool camphré. La chaleur des appartements (poëles) est nuisible ; 4° le frisson apparaît-il, c'est qu'une violente inflammation se manifeste dans la partie ramenée à la vie, et l'on voit apparaître des ampoules plus ou moins volumineuses. Il ne faut ouvrir ces ampoules que lorsque la douleur est violente et par quelques piqûres d'une aiguille dont on enfoncerait la pointe profondément sous la peau. Pour vider, autant que possible, ces ampoules sans causer de douleur, on les presse doucement avec un linge blanc et fin. La peau doit rester en place, quand elles sont vidées, et l'on couvre la partie avec un linge fin enduit de saindoux ou d'huile fraîche.

Comme préservatif contre les congélations, on emploie les onctions faites avec le suif, ou, mieux encore, avec la graisse d'oie.

Les engelures se présentent aux approches de l'hiver, dans les points qui ont déjà souffert du froid. Ce sont des tumeurs inflammatoires douloureuses, plus ou moins étendues, aux mains, aux pieds, résultant de la congélation, à un degré plus bénin, de la superficie.

Les anciennes engelures doivent, d'abord, suivant la violence de la douleur, être lavées avec de l'extrait de saturne, ensuite avec le pétrole et l'alcool camphré. Le nombre des remèdes domestiques est très-grand, et leur efficacité dépend des circonstances.

13. L'érysipèle.

Causes. L'inflammation de la peau et du tissu cellulaire.

Signes. Couleur blafarde, puis rosée de la peau, disparaissant sous la pression du doigt, mais revenant aussitôt que la compression n'a plus lieu. La partie malade est le siége de tension, de douleur, de démangeaison. S'il se présente des ampoules (phlyctènes), c'est l'*érysipèle pustuleux*; si la rougeur est plus foncée, la peau pâteuse, inégale, noueuse au toucher, si la douleur est violente, déchirante, cela peut être l'*érysipèle malin*, faux érysipèle; il faut, sur le champ, mander le médecin.

Traitement. L'*érysipèle* vrai ne demande qu'à être mis à l'abri de l'air et l'application de sachets végétaux chauds. Pas de fomentations froides ou humides. Au bout de quelques jours, la peau s'écaille.

14. Inflammation des oreilles.

Causes. Celles de l'inflammation de l'oreille interne sont : l'introduction de corps étrangers, les insectes, la poussière, le cérumen induré (cire d'oreilles). Pour l'inflammation de l'oreille externe, les mêmes causes que pour l'érysipèle.

Signes. L'inflammation de l'oreille interne est accompagnée de douleurs violentes, continues, brûlantes, avec tension, sentiment de piqûre, pulsations. Il s'y joint de la fièvre, de la céphalalgie. La présence du médecin est alors nécessaire. L'inflammation externe ressemble à l'érysipèle et doit être comme lui.

Traitement. L'inflammation de l'oreille externe se guérit par la chaleur comme l'érysipèle. L'inflammation interne, si elle résulte de la présence d'insectes, nécessite que l'on mette la tête du malade sur le côté et que l'on remplisse l'oreille malade d'huile chaude. Le corps étranger monte alors à la surface et peut être enlevé. Quand c'est le cérumen endurci, on le ramollit et le dissout dans une infusion de sureau ou de camomille qu'on instille dans l'oreille.

15. Inflammation de l'œil (ophthalmie).

Causes. Une chaleur excessive, une lumière trop vive, des corps étrangers ayant pénétré dans l'œil (chaux vive, poudre de mouches d'Espagne).

Signes. Gonflement, peur de la lumière, larmoiement, écoulement de mucosités.

Ces symptômes peuvent avoir les conséquences les plus graves et demandent le prompt concours d'un médecin.

Traitement. Extraction des causes vulnérantes, des corps étrangers qui ont pénétré dans l'œil, au moyen de lotions faites doucement sur l'œil avec de l'eau, excepté dans le cas où ce serait de la chaux vive ; car, alors, il faudrait employer un pinceau fin trempé dans l'huile. On se sert d'eau pour débarrasser l'œil des mouches d'Espagne.

16. Brûlures.

Causes. Le feu, les corps en ignition, les liquides bouillants, les substances corrosives.

Signes. Il y a trois degrés de brûlures : 1° Inflammation plus ou moins intense, sans ampoules ; 2° à côté de la brûlure, apparition d'ampoules pleines d'un liquide jaunâtre ; la peau est détachée en partie, les douleurs sont vives, intolérables ;

3° *La gangrène* se déclare. Sa présence est insensible, mais les symptômes qui la précèdent n'en sont que plus douloureux. Le premier cas est sans gravité.

Traitement. Fomentations avec parties égales d'huile de lin et d'eau de chaux, ou d'eau pure froide. On recommande beaucoup l'emploi de la ouate ou le badigeonnage avec le collodium.

2ᵉ cas. *Traitement* A. Déshabiller rapidement le malade, pour se rendre compte de l'étendue de la brûlure, pour écarter ce qui pourrait la comprimer ou propager le mal ; comme la chaux, les liquides corrosifs.

B. Plonger les membres brûlés dans l'eau froide. Si c'est à la face et à la poitrine, s'il y a de larges surfaces privées d'épiderme, il faut recourir aux fomentations d'huile de lin et d'eau de chaux, de pommes de terre râpées, de graisse douce, de crème, de beurre, un onguent léger fait de blanc d'œuf et d'huile.

C. *Les grosses ampoules* doivent, par mesure de précaution, être percées avec une aiguille qui ne pénètre que sous l'épiderme ; on les vide alors au moyen de douces pressions, faites, soit avec une éponge fine, soit avec du linge bien mou. Il faudra se garder d'enlever l'épiderme.

3ᵉ cas. *Traitement.* Calmer l'inflammation des parties envahies par la gangrène avec de l'eau froide et, pour le reste, recourir aux soins du médecin. Si l'intérieur de la bouche a été brûlé par des aliments ou des boissons, on y remédie en emplissant la bouche d'eau froide ou de lait, que l'on renouvelle dès que le liquide est échauffé.

17. Abcès des doigts (panaris).

Causes. Piqûre d'épine, d'aiguille, etc.

Signes. Inflammation plus ou moins vive, et suppuration d'une ou de plusieurs phalanges.

Traitement. Jusqu'à l'arrivée du médecin, bains prolongés dans l'eau de savon tiède ou dans une décoction de cendres de bois.

18. Furoncle.

Causes. Inflammation du tissu cellulaire, qui se termine toujours par la suppuration et qui ne guérit que par la chute de toutes les poches de l'abcès.

Traitement. Application d'un vésicatoire ou de cataplasmes émollients, comme celui de pain d'épices réduit en pâte. Le reste du traitement est l'affaire du médecin.

A. Études des pièces à pansement les plus employées; leur usage dans les coups, les blessures, les entorses, etc.

A. *De la toile de lin effilée,* appelée *charpie,* sert à couvrir les plaies, après les avoir lavées d'abord avec de l'huile, de l'eau vinaigrée ou de l'eau pure.

B. *Une pièce de toile,* plusieurs fois pliée sur elle-même, appelée *compresse,* s'applique sur les plaies, préalablement recouvertes de charpie, ou sur les parties contusionnées; après l'avoir trempée dans l'eau, on l'applique aussi sans les nœuds, afin que ceux-ci n'exercent aucune pression sur les parties.

C. *Bandes.* Ce sont des lanières de flanelle ou de toile de lin larges de deux à cinq doigts, et roulées sur elles-mêmes. Elles servent à consolider les pansements, ce qui se fait en les déroulant régulièrement et progressivement sur la partie blessée. L'extrémité de la bande est maintenue par une épingle.

D. Les *attelles* sont des pièces à pansement plus ou moins longues, et larges environ comme la main, que l'on applique aux deux côtés du membre et que l'on y maintient au moyen de courroies, de bandes, de pièces de toile de longueur variable, pour conserver la rectitude du membre comme à l'état de santé. L'attelle située à la partie interne du membre doit, régulièrement, être plus courte que celle du dehors. Elles doivent être, l'une et l'autre, garnie de toile, pour corriger la compression, et être matelassées de compresses, suivant le besoin.

E. *Pièces de toile.* — On les emploie sous toutes les formes, pour maintenir la charpie, les compresses, les attelles ; elles sont tantôt triangulaires, tantôt pliées en cravate. Les pièces de pansement que l'on emploiera devront être appliquées pour les contusions, les entorses, les fractures, de telle sorte qu'il n'en résulte aucune nouvelle douleur, et que le blessé puisse être facilement transporté, soit pour être admis à l'hôpital, soit dans un lieu tranquille où il devra attendre l'arrivée du médecin. Pour celui qui est blessé ou contusionné aux membres supérieurs et qui peut marcher, on peut se contenter de soutenir le membre blessé et pansé, au moyen d'une *écharpe* qu'il faut que les soldats connaissent. Cet appareil, dans sa simplicité, s'applique de la manière suivante : le linge étant plié en triangle, on porte un des angles aigus sur l'épaule saine, en laissant pendre l'angle opposé, puis on adapte le bras malade ou blessé dans le linge, de telle façon que les deux pointes les plus courtes, réunies, recouvrent à peu près le coude. On relève alors la pointe qui pend intérieurement, et on la porte par-dessus l'épaule saine ; puis on fait un nœud solide.

2° Faute de toile, le blessé peut se faire à lui-même une écharpe. Il relève, à cet effet, le côté de la jupe de sa tunique correspondant au bras malade ; perce, avec son couteau, une boutonnière dans l'angle du pan de la jupe qu'il relève jusqu'au 3e ou 4e bouton de la poitrine, auquel il adapte la boutonnière. Cela constitue une écharpe dans laquelle le malade introduit son bras.

F. Le *bandage herniaire,* confectionné pour le maintien des hernies, consiste en un ressort couvert de cuir qui embrasse l'abdomen et passe sur les reins. Il porte à l'une de ses extrémités une tête matelassée, appelée pelote, qui agit sur le point malade, et à l'autre bout, une courroie mince qui sert à assujettir le bandage.

B. Traitement des lésions sans effusion de sang.

1. Hernies.

Causes. Efforts violents et subits du corps, comme le saut, etc. etc.

Signes. Une tumeur qui se présente au bas-ventre dans la réunion des aines, du nombril ou des cuisses, qui diminue par la pression ou le toucher, laisse à soupçonner qu'une portion d'intestin contenue dans l'abdomen s'est frayé un passage et a, de la sorte, produit une hernie. Les soins à donner se bornent à faire coucher le malade jusqu'à ce que le médecin ait réduit la hernie et l'ait maintenue par un bandage.

La négligence des soins que demande la hernie a pour conséquence son aggravation, et pourrait amener la mort. Ainsi se produit la terrible hernie étranglée, où les anses d'intestin qui forment la hernie se nouent entre elles de telle sorte que leur réduction à leur place habituelle devient fort difficile et même impossible. Le ventre se tend douloureusement, il se gonfle. Constipation, anxiété, agitation ; le danger est bientôt extrême ; le médecin seul peut y remédier.

2. Écoulements ou excoriations des pieds, de la surface interne des cuisses, des genoux, des mollets.

Causes. Au début du service militaire, ces accidents se présentent, en marche, chez les hommes qui n'ont pas l'habitude d'avoir les pieds enfermés dans une chaussure qui les comprime, ou qui sont mal assis sur leur chéval.

Traitement. On enlève les chaussures trop larges ou trop étroites, on corrige les coutures qui font trop de saillie dans l'intérieur, les parties saillantes ou pointues, telles que les chevilles et les clous. Au lieu de bas on portera des pièces de toile molle pouvant se laver vite et facilement, n'ayant pas de coutures et posées à plat. Arrivé au logement, on lavera les pieds aussitôt que la chaleur sera dissipée avec de l'eau ou de l'eau-de-vie. S'il y a des ampoules, il faut les ouvrir avec la pointe d'une aiguille, sous l'épiderme, pour éviter l'humidité ; on fera bien de passer au travers un fil de laine, en respectant l'épiderme et en recouvrant le tout ou d'un linge enduit d'une légère couche de suif, ou d'un emplâtre de céruse.

3. Œils de perdrix.

Causes. Pression et frottement des chaussures.

Signes. Proéminence dure ou mollasse, mobile ou non, d'apparence cornée, se montrant sur la peau ou entre les orteils, quelquefois aussi à la plante des pieds ou à d'autres places.

Traitement. On enlève les chaussures trop étroites, on prend des bains de pieds chauds, pour ramollir les tumeurs cornées et les enlever avec le couteau, ainsi que le germe qui siége dans l'intérieur de la tumeur. Après cela, il ne faut plus rien couper imprudemment, ce qui pourrait amener des conséquences graves.

On recommande en outre de ne pas couper trop profondément, ni trop arrondir les ongles de pieds qui soutiennent les chairs molles, de ne pas couper trop avant les bords des côtés qui pénètrent douloureusement dans les chairs. Il faut, par contre, enlever toutes les pointes, tous les bords aigus, parce qu'ils sont une cause d'inflammation et de suppuration.

4. Ganglions.

Accroissement anormal et épaississement du liquide muqueux qui garnit la gaîne des tendons, des doigts et des muscles extenseurs des orteils.

Signes. Bosse solide, d'apparence osseuse dans le voisinage de l'articulation de la main et de celle du pied, le plus souvent à la face dorsale de la main et du pied.

Traitement. Quelques livres indiquent le moyen suivant : compression forte et répétée avec le pouce et un objet dur comme une pièce de monnaie, une balle aplatie maintenue sur la bosse au moyen d'une bande de toile circulaire bien serrée ; c'est un moyen à rejeter. Il vaut mieux recourir au médecin.

5. Des contusions.

Causes. Un corps obtus y contribue plus ou moins, dans les chutes, les coups, les chocs ; une balle morte, une pierre, la roue d'une voiture, la chute d'un corps.

Signes. La partie contusionnée est tellement écrasée et ébranlée, que le sang se coagule dans les petits vaisseaux (capillaires) ou se répand dans le tissu cellulaire du voisinage. Les premières conséquences sont la douleur, la difficulté des mouvements, le gonflement, la suffusion sanguine, la meurtrissure. La violence de l'agent vulnérant, la résistance et l'importance de la partie contusionnée donnent la mesure du danger produit par la contusion des tendons qui est plus dangereuse que celle des muscles ; celle des nerfs produit de violentes douleurs, des crampes, etc.; celles des artères peut donner lieu à des tumeurs graves ; celle des intestins est souvent très-redoutable, et même mortelle.

Traitement. 1° Les suites pouvant être fatales, il faut mander immédiatement le médecin; 2° mettre la partie blessée au repos; 3° pratiquer sur-le-champ des fomentations froides d'eau, de vinaigre ou de teinture d'arnica étendue d'eau; 4° pas de boissons échauffantes ; de l'eau fraîche ou toute autre boisson calmante.

6. Des entorses et des luxations.

Causes. Ce sont toujours des agents extérieurs, dans les chutes, les mouvements pour se déshabiller, les sauts mal calculés, les chocs violents.

A. *Entorse. Signes.* Un déplacement momentané de l'os dans son articulation, avec retour immédiat dans les rapports de ses surfaces. Les ligaments sont fortement tendus et tordus, les cartilages sont contusionnés. Dans certaines fortes entorses, il y a un grand gonflement de l'articulation. La douleur, très-sensible au début, se modère petit à petit, mais persiste assez souvent des semaines et plus longtemps encore, comme sensibilité au toucher; ce qui fait que le libre usage du membre est pour longtemps suspendu. L'*entorse* se présente le plus souvent au pied et au poignet; souvent aussi au genou, aux articulations des doigts, rarement autre part.

. *Traitement.* En général comme pour les contusions : 1° repos et fomentations froides pour arrêter l'inflammation ; 2° quand la douleur a cessé, frictions avec de l'alcoolé de camphre.

B. *Luxations.* La luxation est un déplacement anormal, une séparation de deux os rattachés l'un à l'autre et qui sortent de leur place naturelle. La luxation est incomplète quand la tête de l'un des deux os quitte la surface articulaire de l'autre os et se porte sur son bord, de telle sorte que les deux os se touchent encore. La luxation est complète quand l'os franchit le bord de la surface articulaire de manière que les deux os ne se touchent plus.

Signes. 1° Douleur et difficulté dans le mouvement du membre ; 2° déformation, déplacement, changement de direction ; 3° allongement ou raccourcissement du membre, suivant que le déplacement s'est fait vers le haut ou vers le bas. Plus il y a de gonflement, plus le diagnostic est difficile. Il faut donc laisser au médecin le soin de faire cette investigation.

Traitement. Jusqu'à l'arrivée du médecin, qui replacera les os dans leur situation naturelle, les secours immédiats à lui donner consisteront dans le transport du malade et sa mise au lit, comme nous allons le dire pour les fractures.

7. Des fractures.

La fracture est une solution dans la continuité de l'os produite par un agent extérieur mécanique, comme, par exemple, les balles mortes, les chutes au gymnase, les chocs dans l'escrime à la baïonnette. Elle se présente plus souvent aux os longs et creux du bras et de la jambe, aux côtes, aux clavicules, plus rarement aux autres os. La *fracture* est : 1° *simple*, quand elle n'existe qu'à une place ; 2° *multiple*, existant sur plusieurs points ; 3° la fracture est *complète* quand toute l'épaisseur de l'os est intéressée ; *incomplète* dans le cas opposé.

Signes. A. Déformation du membre ; position irrégulière, gonflement. — B. Impossibilité de se servir du membre et douleurs intenses dans les efforts que l'on fait à cette intention. C. *Craquement* (*crépitation*) que l'on sent sous la main quand on remue le membre avec précaution, ou que l'on entend même et qui résulte du frottement des fragments l'un contre l'autre. De temps en temps on sent nettement la fracture sous les doigts. Il est difficile de s'y reconnaître quand le membre est gros et charnu, gonflé et fortement enflammé ; quand sur deux os qui constituent un membre, il n'y en a qu'un de fracturé et qu'il n'y a pas de déplacement. Le médecin est indispensable.

Traitement. Le *transport du malade* qui ne peut pas marcher doit être exécuté par trois hommes prudents et calmes. Tandis que le premier passe une main sur la nuque du blessé et, de là, sous l'aisselle opposée, l'autre main passe sous l'épaule la plus rapprochée du porteur. Le second homme passe un bras sous les reins et de là sur le bassin, l'autre main portant sous les fesses. Le troisième homme embrasse avec précaution et ménagement, de ses deux bras, les jambes du malade à leur partie inférieure et l'on porte de la sorte celui-ci dans un endroit propice, à proximité du lieu de l'accident, et on le dépose sur un lit convenable fait de paille ou de foin, de gazon ou de pièces de vêtement. A partir de ce moment, le transport devra s'opérer au moyen d'une voiture ou d'une civière composée, au besoin, de bâtons, de litières, etc. Pour déposer le malade sur la voiture ou sur le brancard et opérer le transport en lieu sûr, il faut procéder avec douceur.

2. *Coucher le malade.* — Est-il arrivé à son domicile et déposé, on le déshabille avec lenteur et précaution, ce qui exige que l'on incise les coutures de la chaussure et des vêtements qui couvrent la partie blessée. Il faut alors soulever avec ensemble, avec douceur, mais aussi d'une main ferme, le

membre blessé, parce que chaque mouvement imprudent et brusque augmente la séparation des fragments osseux, produit l'arrachement des vaisseaux, et, pour le moins, accroît la douleur du patient.

Il est bon de placer aux pieds de celui-ci un billot ou un appui solide, pour que le malade, en se remuant, puisse y appuyer le pied sain, en ménageant le pied malade. Il faut aussi que le bassin, les cuisses, les pieds puissent être élevés ou abaissés à volonté.

3. Jusqu'à l'arrivée du médecin, fomentations froides.

C. Traitement des plaies.

Les *plaies* sont des lésions qui, sur le champ de bataille, résultent, le plus souvent, d'un coup, d'une piqûre, d'un coup de feu, et disjoignent certaines parties du corps, les meurtrissent, les écrasent et endommagent ou la peau ou les muscles et les viscères. Elles peuvent être accompagnées d'*hémorrhagie* résultant de la lésion des artères ou des veines.

Pour procéder convenablement à la répression de l'hémorrhagie, il faut se rappeler que les artères portent le sang du cœur dans toutes les parties du corps, et que les veines portent le sang du corps vers le cœur. Il en résulte que, pour une hémorrhagie artérielle, il faudra opérer une compression au-dessus de la blessure (entre le cœur et celle-ci) et que, pour une hémorrhagie veineuse, la compression se fera au-dessous de la plaie, du côté opposé au cœur.

Une *hémorrhagie*, par lésion, des *grandes artères*, se reconnaît par un jet de sang de couleur vermeille, et, comme la perte peut être abondante en peu de temps, et que le blessé s'épuise, le danger est tel, qu'il faut, au plus vite, demander le médecin.

Jusqu'à son arrivée, il faut, outre les manœuvres dont nous avons parlé plus haut, comprimer l'artère entre la plaie et le cœur, de la manière suivante :

1° Si l'on a à sa disposition des bandes, de la charpie, de

la ouate, de l'étoupe, de l'amadou, du linge de fil, on applique sur le point où l'on veut comprimer l'artère, une bande large de deux pouces dont trois ou quatre tours portés sur le membre, se recouvrent les uns les autres ; par-dessus cela, une pelote de charpie, de ouate, d'étoupe ou d'amadou, ou bien encore, une pierre ronde, aplatie, enveloppée de linge. On applique sur cette pelote le milieu d'une bande solide ou d'un mouchoir plié en cravate étroite et l'on en attache les extrémités, sur le point opposé à la pelote, en laissant entre le membre et le nœud un espace d'environ trois pouces, dans lequel on introduit des pièces de linge plusieurs fois repliées sur elles-mêmes, appelées compresses graduées. Entre ces compresses et le nœud, on passe un morceau de bois, une cheville que l'on fait tourner jusqu'à ce que le sang s'arrête ; on maintient alors la cheville dans sa position, au moyen d'une bande ;

2° Quand on n'a à sa disposition qu'un morceau de toile, on le roule sur lui-même, on le noue dans son milieu, pour former un gros nœud que l'on applique sur l'artère ; on réunit les deux bouts à l'opposite du membre et l'on tord l'anneau qui en résulte, au moyen d'une *cheville* (*garrot*) ;

3° Si les ressources mentionnées ci-dessus font absolument défaut, il est encore possible d'opérer la compression sur l'artère, avec le pouce, jusqu'à l'arrivée du médecin.

Pour les *hémorrhagies* sans lésion des grosses artères, où le sang ne coule ni par jets, ni par torrents, il faut avoir recours à une compression modérée de l'artère, entre la plaie et le cœur, au moyen d'une pelote de toile, de charpie, qu'on applique en la maintenant au moyen d'une bande, comme pour les hémorrhagies en général, par l'application de compresses, c'est-à-dire de morceaux de toile plusieurs fois repliés sur eux-mêmes, que l'on a trempés dans l'huile, ou, faute d'huile, dans l'eau froide ou dans un mélange d'eau et de vinaigre. Ces moyens font disparaître le danger, ou le diminuent, au moins, jusqu'à l'arrivée du médecin. Le traitement des coups de feu, des plaies contuses, des piqûres, des déchirures, des morsures est le suivant :

1. Plaies par armes à feu.

Elles sont très-dangereuses, lorsque la balle a pénétré dans la tête, le cou, le ventre ou la poitrine, ou a enlevé tout un membre. Souvent les hémorrhagies ne se manifestent pas sur-le-champ, mais surviennent plus tard.

Traitement. L'ouverture de la plaie à la tête, au cou, à la poitrine, au ventre, doit être couverte, comme nous l'avons dit plus haut, avec de la charpie et de la toile fine trempée dans l'huile, ou, à défaut d'huile, dans l'eau froide. Si, dans le début, il ne se manifeste aucune hémorrhagie sérieuse, on bouche la blessure avec un gros tampon de charpie trempé dans l'eau froide ou l'eau-de-vie, et l'on applique solidement par-dessus, une pièce de toile.

Dans les plaies d'armes à feu intéressant les membres, il n'y a quelquefois que déchirure des muscles et de la peau, quelquefois aussi les os sont fracturés. Dans ce dernier cas, on emploie des attelles faciles à préparer avec du bois, de l'écorce, du cuir (des tiges de bottes, par exemple) et redressant le membre comme à l'état sain, on applique ces attelles, que l'on maintient, soit au moyen de bandes, soit avec des pièces de toile, pour épargner au malade les douleurs qui résulteraient de leur constriction, pendant le transport. Dans les lésions du membre supérieur, il suffit de faire reposer le coude du membre fléchi dans une *écharpe*, ce qui permet au malade de marcher. Dans les lésions des membres inférieurs, il faut, le pansement fait, procéder au transport sur une civière.

Si une balle est restée dans le corps, on couvre immédiatement la place avec un tampon de charpie peu serré, trempé, si on le peut, dans l'huile, et l'on recouvre d'une compresse pour s'opposer au passage de l'air. On n'a pas à se préoccuper, jusqu'à l'arrivée du médecin, du soin de rechercher la balle dans la plaie, pour l'en retirer, ce qui causerait des douleurs le plus souvent inutiles.

2. Plaies contuses et par instruments tranchants.

Elles peuvent offrir une solution de continuité plus ou moins considérable, et, dans le premier moment, une perte de sang notable.

Traitement. Au cou, où l'hémorrhagie est dangereuse, l'artère doit être comprimée, comme nous l'avons dit plus haut, du côté du cœur ; pour les veines, la compression se fera à l'opposite du cœur, et au moyen du pouce. Sinon, toutes les fois que la chose est possible, il faut rapprocher les bords de la plaie, et sans se préoccuper d'une suture saignante, les maintenir avec quelques bandes de sparadrap, soutenues elles-mêmes par un bandage qui devra être d'autant plus solide que l'hémorrhagie sera plus à craindre. Il sera bon, ici encore, jusqu'à l'arrivée du médecin, de prévenir l'hémorrhagie, par une compresssion faite avec le pouce.

3. Plaies par piqûres.

Quoique présentant une petite ouverture, en raison de leur profondeur, elles sont plus dangereuses qu'elles ne paraissent.

Traitement. Pour arrêter l'écoulement du sang et mettre la plaie à l'abri de l'air, il suffit de la recouvrir avec de la charpie ou une bande trempée dans l'eau et le vinaigre. Celle-ci doit être fortement serrée, si l'hémorrhagie est forte, c'est-à-dire s'il y a lésion d'une artère.

4. Plaies par arrachements.

Siége d'une douleur violente, elles sont suivies de gonflement, d'inflammation, de suppuration.

Traitement. S'il y a des corps étrangers dans la plaie, il faut les extraire. Si l'écoulement de sang est médiocre, le laisser marcher quelque temps ; au lieu d'appliquer sur le champ un bandage, on fera des fomentations avec *l'eau froide* ou la *teinture d'arnica.*

5. Plaies par morsure.

La morsure d'un homme en colère, dans des rixes, ou d'un animal furieux, peut être dangereuse. La morsure d'un animal enragé peut être mortelle. L'hydrophobie en est souvent la suite.

Traitement. En général, il faut laisser saigner la plaie autant que possible, c'est pourquoi on ne la pansera pas immédiatement, et l'on favorisera l'écoulement du sang par des fomentations ou des lavages (lotions) avec de l'eau chaude, jusqu'à l'arrivée du médecin, que l'on doit promptement appeler.

5. Étude des moyens de sauvetage.

1. Asphyxie par les vapeurs et les gaz délétères.

Bien souvent il arrive que, dans les casernes affectées aux soldats, les vapeurs de bois ou de charbon sont des causes d'asphyxie, ou même de mort, quand on ferme trop tôt les soupapes des poêles. Pour éviter cela, il faut se souvenir que le chauffage au charbon de terre ne veut pas de soupape, que dans les autres chauffages, cette soupape ne doit pas être fermée avant la disparition des petites flammes bleues qui indiquent la présence de gaz nuisibles à la respiration. Il est prescrit de ne pas allumer ces feux à une heure trop avancée de la soirée.

Signes. La face est boursouflée et d'un rouge-bleu, les yeux sont injectés et brillants.

Traitement. 1° Il faut s'empresser d'appeler l'air libre en ouvrant les portes et les fenêtres ; 2° appeler sur le champ le médecin ; 3° si le malade n'a pas tout à fait perdu connaissance, laver le visage et l'asperger avec du vinaigre et de l'eau ; s'il est inanimé, le déshabiller, le coucher à terre avec la tête relevée, l'arroser d'eau froide pour laver la figure et la poitrine ; 4° frotter fortement les bras, les cuisses, la poitrine, les pieds ; 5° chatouiller le nez et la bouche avec la barbe d'une plume trempée dans l'huile, ou faire respirer du vinaigre ou de l'ammoniaque ; 6° faire passer dans les narines la vapeur de fort café récemment préparé, en instiller même quelque peu.

S'il se manifeste quelques signes de retour à la vie, si la poitrine se dilate, s'il y a du hoquet, si les narines sifflent, si une écume épaisse se montre dans la bouche, il faut poursuivre avec vigueur les lotions avec l'eau froide. Si la bouche est ouverte et que des vomissements surviennent, il faut les favoriser. Lorsque le malade respire plus librement, on le sèche dans des couvertures chaudes; on le frotte avec de la flanelle chaude et on lui instille un peu d'eau vinaigrée.

Dans des caveaux qui sont restés longtemps fermés ou dans lesquels fermente du vin ou de la bière, dans des puits, des cavernes, des mines, des fosses, des cloaques, il se dégage un air mortel. S'il faut y entrer, on recherche d'abord si de semblables émanations ont lieu. Le meilleur moyen est d'y faire pénétrer une bougie allumée. Si la flamme se trouble ou s'éteint, il faut chasser le mauvais air, ce que l'on fait, suivant la différence des locaux, soit en brûlant de la paille, soit par un courant d'air, soit par une explosion de poudre de chasse. Il n'est donc pas prudent d'entrer trop vite dans des locaux où se trouvent des asphyxiés, il faut d'abord se mettre devant le nez une éponge imbibée de vinaigre ou d'ammoniaque étendue d'eau, et, pour se sortir de danger, dans l'occasion, s'entourer le corps d'une courroie et tenir à la main une corde pour donner des signaux.

2. Des noyés.

Traitement. 1° En tirant le corps de l'eau, il faut se garder de blesser la tête, le cou ou la poitrine par des coups, des pressions, des chutes violentes; 2° il faut nettoyer, avec les doigts, la bouche et les narines du sable, du limon et des corps analogues; chercher à faire évacuer l'eau qui a été absorbée, en couchant le corps avec le ventre un peu élevé et la tête et la poitrine un peu plus bas. La tête doit être tournée de côté et la bouche maintenue ouverte. Il est dangereux, et l'on doit s'abstenir de suspendre le noyé la tête en bas, pour lui faire rendre l'eau ; 3° on déshabille le corps et on le frotte, dans la direction du cœur, avec une flanelle ou une autre étoffe de laine ; on brosse la paume des mains et la plante des pieds avec une brosse rude ; 4° on cherche, en entourant le corps de couvertures chaudes, à le faire sortir de son engourdissement ; on chatouille les narines avec la barbe d'une plume ; on presse alternativement le ventre et la poitrine avec les mains posées à plat, pour tâcher de ramener la respiration.

Lorsque l'évanouissement persiste, il faut poursuivre avec persévérance les tentatives de sauvetage, jusqu'à l'arrivée du médecin. Quand la vie revient, on peut faire avaler au malade quelques gouttes de vin ou d'eau mêlée d'eau-de-vie, et enfin, le transporter dans un lit chaud.

3. Des gelés.

Traitement. 1° Il faut manier le patient avec la plus grande prudence, parce que les membres gelés se brisent très-facilement. On ne retirera donc pas les vêtements ; ils devront être coupés ;

2° L'enlèvement des habits se fera dans une chambre froide. On couvre le corps d'une couche épaisse de neige, à l'exception de la bouche et du nez. Quand cette première neige est fondue, on en met de nouvelle ; si l'on en manque, on se sert de linges trempés dans de l'eau glacée, ou bien l'on baigne le corps entier jusqu'à la tête ; 3° quand le corps n'est plus engourdi, que les membres sont devenus souples et mobiles, on frotte le corps avec du linge trempée dans l'eau froide. Quand la chaleur est revenue et que des signes de vie apparaissent, on sèche le corps, on le couche dans un lit convenablement chaud et dans une chambre non chauffée ; les pieds et les mains sont baignés dans de l'eau tiède, et l'on fait boire quelques gorgées d'infusion de camomille tiède, jusqu'à l'arrivée du médecin.

4. Personnes frappés de la foudre.

1° On porte vite le patient, comme pour l'asphyxie par le charbon, à l'air frais; on le déshabille et on le lotionne d'eau froide; on brosse et frictionne les bras, les cuisses, la plante des pieds; on chatouille les narines; 2° quand la vie reparaît, on instille dans la bouche quelques gouttes de vin ou d'éther; 3° on entoure les membres engourdis de linges imbibés d'eau mêlée à l'eau-de-vie ou à l'ammoniaque; 4° les parties brûlées sont traitées comme il a été dit plus haut; 5° l'étourdissement, le délire, les mouvements convulsifs, seront combattus par des fomentations froides sur la tête. Le reste du traitement sera l'affaire du médecin.

5. Pendus et étranglés.

Traitement. 1° On soutient le corps et on coupe la corde.

2° On enlève la corde et toutes les pièces étroites du vêtement et l'on place le corps à l'air libre et frais, dans une position telle que la tête et la poitrine soient plus élevées. On procède alors entièrement comme pour les noyés. Si la tête est chaude, on la couvre de fomentations froides. 3° Il faut sur le champ recourir aux soins du médecin.

6. Choléra.

L'issue rapidement mortelle de cette maladie, devenue fréquente, demande une connaissance générale de ses symptômes et des remèdes qu'il faut leur opposer.

Signes. L'homme atteint du choléra se montre triste et abattu; ses yeux se cavent et s'entourent d'un cercle bleuâtre; une couleur d'un bleu terne envahit la figure, la peau se refroidit, la langue, le nez sont froids; le pouls est à peine sensible. Si l'on fait un pli à la peau, ce pli persiste longtemps. Le malade est triste, abattu, anxieux, agité, gémissant, éprouve une sensation de grande anxiété dans le creux de l'estomac, vomit, au commencement, ce qu'il a ingéré; plus tard, un liquide sans odeur et semblable à de l'eau de riz.

La diarrhée apparaît alors, si déjà elle n'existait pas. Les matières sont d'abord naturelles, puis elles deviennent un liquide d'apparence d'eau de riz et privé d'odeur. Le corps se refroidit de plus en plus; le malade conserve toute sa connaissance. Dès le début, ou plus tard, se manifestent des crampes violentes et douloureuses dans les mollets et même dans les mains et les bras. Des taches d'un bleu marbré se montrent partout; souvent la mort arrive au bout de quelques heures.

Traitement. 1° On déshabille entièrement le malade; on le couche; on l'enveloppe de quelques couvertures bien chauffées, pour appeler la chaleur et la sueur; on applique contre les pieds, les jambes et les bras des briques chauffées, des couvercles de marmite, des bouteilles et des cruchons remplis d'eau chaude, des sachets renfermant du son, de la balle d'avoine; 2° de demi-heure en demi-heure, on applique, si c'est possible, un sinapisme sur le creux de l'estomac, sur le bas-ventre; 3° on frotte le malade, sans le découvrir, sur les bras, les jambes avec des linges trempés dans l'eau-de-vie chaude ou de l'eau-de-vie camphrée; 4° faire boire tous les quarts-d'heure ou toutes les demi-heures, une infusion chaude de camomille, de sureau, de menthe poivrée; pour calmer la soif, de l'eau fraîche par petites doses, et, mieux encore, des morceaux de glace; 5° pour les vomissements, et si le malade ne peut rien garder, de la poudre de magnésie ou de l'eau de seltz. Ne tolérer dans la chambre du malade que les personnes qui peuvent lui être utiles.

Quand la peau et la langue se réchauffent, que le pouls se relève, que les selles se colorent, que les urines reviennent, on peut avoir bon espoir. Mais le repos et le ménagement sont nécessaires pendant des semaines, parce qu'une maladie si promptement mortelle, arrêtée dans son cours, peut être suivie de maladies graves, de fièvre nerveuse, de typhus, etc.

Paris. — Imprimerie de J. DUMAINE, rue Christine, 2.

www.ingramcontent.com/pod-product-compliance
Ingram Content Group UK Ltd.
Pitfield, Milton Keynes, MK11 3LW, UK
UKHW021017120726
13693UKWH00005B/2037